DES

FIÈVRES INTERMITTENTES

CONSIDÉRÉES

DANS LEURS RAPPORTS GÉNÉRAUX AVEC L'HYGIÈNE PUBLIQUE

—

DISCOURS

PRONONCÉ LE 11 DÉCEMBRE 1862

A LA SÉANCE DE DISTRIBUTION DES PRIX DE L'ÉCOLE
DE MÉDECINE ET DE PHARMACIE DE TOURS

Par M. le Docteur CHARCELLAY

Professeur de clinique interne à l'école de medecine et de pharmacie de Tours ; Médecin en chef de l'hôpital général civil et militaire ; Président du comité central de vaccine, Membre du conseil d'hygiène publique et de salubrité ; Membre titulaire résidant de la société médicale, Membre de la société d'Agriculture, Sciences, Arts et Belles Lettres du département d'Indre-et-Loire, Secrétaire de la commission de statistique du canton de Tours-centre, Inspecteur du travail des enfants dans les manufactures de l'arrondissement de Tours ; Membre honoraire de la société anatomique de Paris, de la société impériale de medecine de Marseille et de la société royale de médecine et de chirurgie de Madrid ; Membre correspondant de l'académie impériale de médecine de Paris, etc., etc.

TOURS

IMPRIMERIE LADEVÈZE

1862

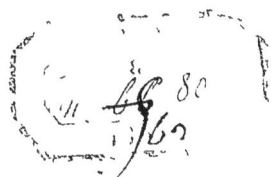

DES

FIÈVRES INTERMITTENTES

CONSIDÉRÉES

DANS LEURS RAPPORTS GÉNÉRAUX AVEC L'HYGIÈNE PUBLIQUE

DISCOURS

Prononcé le 11 décembre 1862

A LA SÉANCE DE DISTRIBUTION DES PRIX DE L'ÉCOLE
DE MÉDECINE ET DE PHARMACIE DE TOURS

Par M. le Dr CHARCELLAY

Professeur de clinique interne, Médecin en chef de l'hôpital général de Tours,
Membre correspondant de l'académie impériale de médecine de Paris, etc.

MESSIEURS,

Chaque année, à pareille époque, votre présence au milieu de nous vient rehausser l'éclat de cette réunion, et témoigner publiquement de tout l'intérêt que vous prenez à la prospérité de l'Ecole préparatoire de médecine et de pharmacie de la ville de Tours. En abandonnant pour quelques heures vos occupations les plus sérieuses, ce n'est donc point à un motif de vaine curiosité que vous obéissez, mais bien aux sentiments de vive sympathie qui vous animent et que vous ne cessez de manifester en faveur de notre établissement d'instruction et de pratique médicales. Dans cette imposante cérémonie, qui, pour nous, est une grande fête de famille, vous venez inaugurer officiellement la reprise de nos travaux, applaudir aux succès de quelques-uns de nos élèves, encourager les progrès de tous. Vous consacrez enfin, par votre empressement, la solennité de notre séance de rentrée, aussi bien que la haute sollicitude qui inspire nos plus éminents fonctionnaires de tous les ordres, nos premiers magistrats de la ville et du département.

Chargé, à mon tour, de la mission délicate que chacune de nos distributions de prix confère annuellement aux professeurs de l'Ecole de médecine et de pharmacie, j'ai l'honneur de porter aujourd'hui la parole dans cette enceinte pour faire ce que l'on est convenu d'appeler le discours d'usage. Permettez-moi, Messieurs, d'invoquer tout d'abord votre extrême bienveillance. Veuillez être, je vous prie, fort indulgents pour une œuvre nécessairement incomplète, puisque, en raison des limites qui me sont tracées par le temps, elle ne saurait ici offrir les détails et recevoir les développements qui, ailleurs, conviendraient à l'intéressante question que je me propose d'examiner avec vous. Toute excuse me serait donc interdite si, abusant de votre attention, je ne craignais d'exposer votre patience à une trop longue épreuve.

Considérées dans les rapports généraux qu'elles ont avec l'hygiène publique, dont l'important domaine leur réserve une large place, les fièvres intermittentes vont faire l'objet des réflexions que cette lecture me fournit l'occasion de vous soumettre. Envisagé à ce point de vue, un pareil sujet vous paraîtra sans doute bien digne de captiver votre esprit et d'exercer vos méditations. Mais ce n'est point au hasard qu'est dû le choix de cette question : elle se présentait tout naturellement à notre pensée, en face des circonstances exceptionnelles qui, à différentes reprises, ont surgi dans nos contrées depuis vingt ans. Je veux parler des funestes inondations de 1846 et de 1856, ainsi que des grands travaux de terrassements exécutés successivement, depuis l'année 1843, pour nos quatre lignes de chemins de fer qui occupent le midi de la ville de Tours et sillonnent le département d'Indre-et-Loire dans toutes les directions.

Rassurons-nous donc, Messieurs, et constatons bien vite ensemble ce résultat satisfaisant : la proportion considérable des fièvres intermittentes, qui ont apporté un riche contingent à nos observations, est due, non pas à des causes habituelles et permanentes, mais à des conditions fortuites et passagères, qui ne sauraient nullement atteindre la réputation de salubrité acquise, de temps immémorial, au climat privilégié de notre belle Touraine.

Les fièvres intermittentes reconnaissent le plus souvent, pour cause immédiate, la réaction produite sur nos organes par les émanations marécageuses qui, mélangées avec l'air atmosphérique, arrivent au sein de l'économie en pénétrant, à l'aide de ce véhicule, jusque dans les replis les plus profonds et les plus cachés des voies respiratoires. Les mouvements plus ou moins considérables de terrain, les défrichements, les grands travaux de terrassements, fournissent un résultat exactement semblable : ils dégagent des miasmes dont les effets sur la santé de l'homme ont beaucoup d'analogie, sinon une parfaite identité, avec ceux qui sont occasionnés par les effluves paludéens. On pourrait en dire autant des pays qui ont été submergés, soumis aux inondations, aux débordements des ruisseaux, des lacs, des torrents, des rivières ou des fleuves grossis par les eaux pluviales, par la fonte des glaces ou des neiges.

La même observation est applicable aux rizières, aux cloaques, aux mares, aux étangs, aux plages en état de desséchement, et surtout aux localités dans lesquelles on voit s'opérer le mélange des eaux douces avec les eaux salées. Mon ami le docteur Lambron a dit avec justesse que les pays qui, comme les nôtres, ont été occupés autrefois par l'Océan, contiennent de nombreux éléments de fermentation. Cette remarque, basée sur les funestes résultats du contact des eaux douces avec les eaux salées, trouve sa raison d'être, et une facile explication, dans les admirables descriptions de Humboldt, Darwin et Buffon, ces grands peintres de la nature, qui nous apprennent combien sont innombrables tous les êtres, animaux ou végetaux, nourris dans les immensités des mers.

Enfin, pour clore ce rapide inventaire des conditions multiples et générales auxquelles se rattache d'une manière si intime le dégagement des miasmes fébripares, nous avons hâte de mentionner quelques-unes des opérations grossières pratiquées trop souvent encore aujourd'hui dans les campagnes pour le rouissage du chanvre, ainsi que le mauvais état de certains marais salés ou salants, dont l'intérieur et les abords accusent parfois des traces nombreuses d'insalubrité, tandis que cette exploitation industrielle, pour être une source de richesse et de prospérité dans les contrées qui la possèdent, exige toujours une surveillance et un entretien irréprochables.

Telles sont les causes principales qui favorisent l'explosion des fièvres intermittentes, puisque ces différentes circonstances donnent toujours lieu à la décomposition d'une plus ou moins grande quantité de matières organiques, dont les éléments, à bases végétales ou animales en proportions diverses, déterminent avec plus ou moins de violence et de rapidité, une véritable infection atmosphérique.

Dès l'antiquité la plus reculée, on a reconnu l'influence nuisible des marais. N'est ce pas à ce motif que les Egyptiens, si renommés par une extrême superstition, devaient leurs idées sur le géant *Typhon*, qu'ils avaient divinisé, comme tant d'autres choses, il est vrai, puisque chez eux, dit Bossuet, tout était Dieu, excepté Dieu lui-même. C'est pour des raisons semblables que certains peuples regardaient quelques marais comme étant la bouche des enfers. Mais, en interprétant le culte insensé que les anciens rendaient aux déesses *Cloacina* et *Mephitis*, il faut bien reconnaître, pour l'apprécier à sa juste valeur, qu'il avait son point de départ dans l'observation réelle des faits déjà constatés à cette époque d'ignorance et d'empirisme aveugle, qui n'était encore que la première enfance de l'art médical.

Si, à la place des fables, des hypothèses et des croyances imaginaires, nous voulons rechercher les premiers documents d'impaludation confiés aux annales de la science, nous les trouvons, non pas seulement indiqués ou aperçus, mais tracés

de main de maître par Hippocrate, si justement appelé le père
de la médecine. Dans l'impérissable traité *de l'air, de l'eau et
des lieux* (*de aere, aquis et locis*), qui a contribué si puissamment
à immortaliser son nom, le vieillard de Cos s'est inspiré des
sublimes élans du génie et de la raison pour surprendre les
secrets de la nature, et pour faire remonter à leurs véritables
causes les phénomènes soumis à ses constantes et profondes
investigations. Il·fonda ainsi d'un seul jet, sur des bases inébran-
lables, consolidées par l'expérience des temps, le principal
édifice de l'hygiène, que la science contemporaine elle-même
a eu pour mission d'étendre et de restaurer, sans toutefois
en changer les premières assises.

En effet, Messieurs, quoi de plus exact et de plus saisissant,
que le tableau qu'il a peint des maux observés par lui sur les
habitants du *Phase* et des *Palus Méotides* ! Je regrette de ne
pouvoir transcrire ici, même en quelques lignes, un extrait des
longues et belles pages consacrées au paludisme. Ces grands
modèles, vigoureusement burinés d'après nature, il les a légués
aux nombreux imitateurs qui l'ont suivi, et parfois l'ont égalé,
sans jamais le dépasser, dans le difficile sentier de l'observation.
Mais un des plus fervents apôtres de la doctrine hippocratique,
le savant docteur Littré, en s'identifiant avec le divin oracle de
Cos, l'a traduit d'une manière si fidèle et si éloquente, qu'il a
su rétablir intact, et restituer définitivement à la postérité
l'antique monument qui avait trop subi la mutilation des
plagiaires et des siècles.

Ces descriptions, ces tableaux si frappants de vérité, sont
encore et seront longtemps ceux de toutes les contrées marécageuses, où irrésistiblement les populations se détériorent, se
consument et s'éteignent, en subissant la triple dégradation
physique, intellectuelle et morale. Dans ces pays de ruines et
de destruction de la vie, l'homme a pour stigmates de sa décré-
pitude, la faiblesse, l'étiolement, l'indolence, l'apathie, la
torpeur, l'insensibilité. Là, comme a pu le dire Fodéré dans

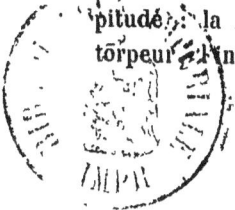

son langage expressif et sévère, on ne rit point sur le berceau de celui qui naît, on ne pleure point sur la tombe de celui qui meurt. Il est malheureusement trop certain que l'altération lente et graduelle de toutes les fonctions, chez ceux qui vivent au milieu des marais, conduit fatalement à la dégénérescence du type humain. La France en compte des exemples encore assez nombreux, surtout dans la Bresse et la Dombes, dans la plaine du Forez, dans la Sologne et dans la Brenne. L'esquisse générale de ces localités déshéritées représente partout la race complétement abâtardie; c'est même à ce point qu'elle serait presque méconnaissable, et que ces pauvres créatures dégénérées pourraient former une variété particulière de l'espèce humaine.

Chez ces tristes victimes des agents paludéens, on voit l'économie en proie à une détérioration profonde; et, par suite de la décadence et de l'appauvrissement de l'organisme entier, il survient un épuisement prématuré des sources de la vie, qui produit un véritable arrêt de développement, sinon une vieillesse anticipée. C'est à la fois l'inertie du corps, de l'esprit et du cœur. Souvent même ces êtres si misérables ont été saisis par la cachexie héréditaire, qui, avant la naissance, les met aux prises avec le germe du mal, et vient décupler infailliblement leurs chances de mort. Ainsi donc, Messieurs, toutes ces débiles générations s'épuisent par de vains efforts à lutter en permanence contre le fléau meurtrier qui, chaque jour, menace de les détruire, et qui parfois les dévore avec une effrayante rapidité, lorsque soudain un violent cataclysme épidémique se déchaîne sur elles avec fureur, pour les frapper comme la foudre et les anéantir.

Après avoir étudié les profondes modifications imprimées à la constitution de l'homme par l'influence habituelle et progressive des marais, il nous sera permis de constater des phénomènes encore plus généraux, en portant nos regards sur un horizon plus étendu. Si nous interrogeons les divers produits de la nature toute entière, nous reconnaîtrons avec évidence que les plantes et les animaux peuvent recevoir également le cachet d'empreinte paludaire. En effet, tandis que la végétation spéciale aux marais présente dans leur intérieur un accroissement et une activité insolites, la végétation extérieure, au contraire, languit, s'étiole, dépérit et s'éteint, après un laps de temps assez court. Les fruits n'arrivent pas à un développement complet; ils mûrissent mal, ne présentent qu'une saveur fade et une qualité médiocre ou inférieure. Il en est de même des céréales, des fourrages, des légumes, ainsi que des vins, pour la minime superficie de vignobles dont la culture soit autorisée exceptionnellement sur quelques points du sol. Ces diverses productions, peu abondantes, ne contiennent qu'une faible proportion de matière nutritive ; elles sont dépourvues de principes aromatiques, savoureux, toniques, fortifiants ou réparateurs. Des résultats aussi importants doivent-ils exciter notre surprise? Assurément, non; et ne pouvons-nous pas même rationellement les pressentir et les admettre *a priori*, connaissant leur identité avec ceux dont nous sommes parfois témoins, lorsque des années pluvieuses, froides et humides, abaissent fortement la température de notre saison œstivale, introduisent dans nos contrées les ingrates conditions des pays du Nord, et viennent en quelque sorte importer momentanément chez nous les rigueurs d'un climat étranger.

En poursuivant plus loin cette enquête comparée, en l'étendant aux différentes espèces que nous offre le règne animal, nous aurons encore à enregistrer des observations entièrement semblables à celles que nous avons déjà notées précédemment. L'effet du paludisme se traduit d'une manière très-appréciable sur les animaux, les plus robustes même, plongés dans la sphère d'activité marémateuse. Ils ont peu de vigueur; la fibre musculaire est molle et sans énergie ; la chair, formée de substances aqueuses et gorgée de sucs inertes, a perdu saveur et propriétés reconstituantes ; les mouvements sont embarrassés, les articulations moins souples. On voit survenir la caducité des plus fortes races, dès la première génération. Les grands quadrupèdes, le bœuf et le cheval, ne résistent point à l'action pénétrante de ces émanations; ils portent, aussi eux, bientôt la marque d'impaludation. L'espèce ovine, très-impressionnable à l'influx marécageux, est frappée à bref délai. C'est pourquoi Vitruve donnait le conseil d'interroger les viscères des moutons, pour arriver à reconnaître le degré de salubrité du pays dont ils provenaient. Enfin, le poisson lui-même, on le sait, conserve désagréablement l'odeur de la vase des étangs qui le nourrissent; il a une tendance extrême à la putréfaction; et, personne ne l'ignore, il est bien loin de rivaliser, pour la finesse de la chair et du goût, avec les pièces d'élite que la moderne pisciculture des eaux courantes livre aujourd'hui à la consommation, comme aliment de luxe ou de premier choix.

Pour compléter ces preuves irrécusables de la nocuité universelle des effluves paludiques, nous invoquerons un dernier témoignage qui nous sera fourni par les éléments et le mouvement de la population. Les recherches faites dans un assez grand nombre de royaumes, afin de donner une imposante solution à ce grave problème de philosophie médicale, ont toutes fourni les mêmes arguments et conclu dans le même sens. Elles ont invariablement prouvé que, pour les pays marécageux, la durée moyenne de la vie diminue et que les décès augmentent d'une manière désastreuse. Dans l'espèce, la vie moyenne *maximum* ne va pas au-delà de vingt-six ans; parfois elle est seulement de dix-huit, suivant Condorcet. De 1790 à 1799, elle était de dix-neuf, à Rochefort. M. Becquerel, en 1850, l'a fixée à vingt ans, pour le canton de Sully. En Sologne, le recrutement ne trouve à prélever d'habitude que la moitié du contingent annuel, et, ne l'oublions pas, il s'agit de la portion réputée la plus virile de la population. Dans les arrondissements de Marennes et de Rochefort, on cite des localités qui, parfois, ne présentent pas un seul individu apte au service militaire. Chose inouïe, on a.vu même assez souvent des contrées qui, ne conservant pas un seul sujet de la classe appelée, faisaient complètement défaut à la conscription !

Un hygiéniste éminent, dont les recherches ont éclairé d'une vive lumière les plus délicates questions d'hygiène dévolues à l'économie politique et sociale, M. Mélier indique, pour certaines communes de la Charente-Inférieure, la proportion vraiment effrayante de 1 décès sur 13 habitants. La moyenne du canton auquel appartient Brouage, calculée pour une période de seize ans, de 1817 à 1832, a donné un décès sur vingt et un habitants, c'est-à-dire à peu près le double de la *moyenne* commune de toute la France, qui est de 1 sur 40 environ. Le chiffre des décès dépasse, du tiers ou du quart, celui des naissances, bien que ces dernières aient lieu dans une proportion supérieure à la moyenne des autres départements. Il y a beaucoup de naissances, mais il y a encore plus de décès. Triste condition, qui, d'après la judicieuse remarque de M. le docteur Mélier, est en général celle des populations malheureuses.

Le professeur Tardieu, dans ses publications d'hygiène si justement appréciées, nous fait connaître de curieux détails relatifs au département de l'Ain. Les arrondissements situés dans les montagnes du Jura présentent un accroissement de population, qui, pour une période de dix ans, est de dix-huit à vingt-six en moyenne ; tandis que ceux des plaines marécageuses de la Bresse offrent une diminution qui est allée jusqu'à soixante-douze pour la même période. Dans certaines localités, la différence entre les décès et les naissances dépasse tout ce que l'on peut imaginer. La population de Rochefort, depuis 1826 jusqu'à 1835, n'a-t-elle pas diminué annuellement de trois cent soixante individus ! Et, il y a cinquante ans, la mortalité ne s'élevait-elle pas à un sur quinze, dans cette ville que les marais du Brouage ont affligée de vingt épidémies !

Enfin, M. Villermé, dont le nom est une autorité considérable dans la science, a étudié aussi d'une manière approfondie l'influence des marais. Il a particulièrement reconnu et mis hors de doute qu'elle fait subir aux enfants une excessive mortalité. Dans ses remarquables travaux basés sur des statistiques puisées aux archives de France, d'Angleterre et de Hollande, cet économiste distingué a parfaitement établi et justifié cette opinion, qui avait été déjà énoncée par quelques observateurs. De son côté, Montfalcon a péremptoirement fourni la démonstration de cette vérité, qui a été confirmée par Salvagnoli pour la Toscane. Ce sont les enfants du premier âge qui paient le plus lourd tribut à l'influence paludique (1), et c'est principalement aux époques où le dégagement des miasmes est le plus actif. La relation directe et absolue de cause à effet ne peut échapper ici à l'interprétation la plus sévère.

Il est facile de comprendre l'insalubrité des eaux stagnantes, quand on sait qu'elles renferment une prodigieuse quantité de plantes et d'animalcules, dont les innombrables espèces varient suivant les climats. Sans nous étendre longuement sur la constitution physique des marais, nous dirons qu'ils reposent généralement sur un fond argileux, recouvert d'un lit de vase ou terre bourbeuse, dont le niveau s'élève chaque jour par la superposition successive de nouveaux débris qui s'ajoutent aux anciens. Là, en créant et détruisant sans cesse des milliers de produits qu'elle confie aux règnes animal et végétal, en multipliant à l'infini les mystérieuses conditions de la vie et de la mort, dont elle se fait un jeu, la nature a déployé un luxe inouï de repullulation et de fécondité, qui n'a d'égal que la putréfaction et le danger des émanations qui s'échappent de ces réservoirs.

La Flore des marais compte une foule d'espèces qui, en

(1) Il y a une exception pour les petits enfants de un à douze mois, qui sont atteints dans une proportion moindre que les jeunes sujets des années suivantes.

général, ont un degré d'organisation d'autant plus avancée, qu'elles ont succédé à un plus grand nombre de générations antérieures. Parmi les plantes herbacées, la sphaigne contribue le plus activement à la formation de la tourbe et à l'exhaussement de la vase qui sert de litière à une végétation d'un ordre plus élevé. Une autre couche de plantes aquatiques s'étage bientôt sur les précédentes, et alors ponrront se développer les arbustes à racines submergées. A côté des espèces alimentaires se rencontrent des espèces vénéneuses, dont le rôle a été assurément fort exagéré. Cependant on doit reconnaître que, dans certains cas, elles ont engendré des exhalaisons toxiques. Ces faits exceptionnels ont servi à rappeler une curieuse observation notée par Tournefort et Auguste Saint-Hilaire, qui ont vu que des miels, récoltés par des abeilles sur des plantes vénéneuses, peuvent acquérir des propriétés malfaisantes et occasionner quelquefois des accidents sérieux. Quoi qu'il en soit, le préjugé qui concerne la flouve n'est aucunement fondé. Cette graminée, très-répandue en Europe, est bien innocente des méfaits dont elle n'a été accusée qu'en Bresse. Personne, aujourd'hui, ne croira qu'elle ait le singulier privilége de n'exhiber que là, seulement, le pouvoir fébrigène qu'on lui suppose dans ce pays, et qui n'a pas été soupçonné ailleurs. Mais deux habiles praticiens, qui vivaient au milieu de la contrée, les docteurs Montfalcon et Nepple, ont fait justice de cette erreur populaire.

La faune des eaux marécageuses est aussi très-variée, et dépasse même la multiplicité des espèces que nous venons de signaler pour le règne végétal. Modifiée également par différentes circonstances, la zoologie des marais comprend une foule d'êtres dont les cadavres sont livrés indéfiniment à des masses de détritus en décomposition. Ces êtres, qui fourmillent par légions, dont je n'indiquerai que les principaux groupes, s'appellent : mollusques, reptiles, poissons, vers, zoophytes, infusoires. Ces derniers, dont le microscope a fait connaître des centaines de variétés au professeur Ehremberg, jouissent particulièrement d'une force de reproduction phénoménale.

Si, pour résoudre la question d'étiologie des fièvres inter-mittentes, nous demandons à la chimie l'analyse de l'air des marais, elle nous fera d'intéressantes révélations sur la composition de ce fluide. L'atmosphère qui, parfois, n'est qu'un vaste réceptacle d'immondices, et qui est même le plus putré-fiant de tous les milieux, renferme là des gaz délétères mêlés à une matière organique, fétide, appelée *putérine*. Tout le monde connaît les expériences de Volta, Dupuytren, Thénard, Brocchi, Rigaud de l'Isle, Vauquelin, Savi. A côté de ces noms il faut citer : Chevreul, Théodore de Saussure, Daniell, de Humboldt, et enfin Boussingault qui, en 1861, reconnaissait le dégagement de l'oxyde de carbone par les plantes aquatiques. Moscati a trouvé une substance muqueuse, albuminoïde, à odeur cadavé-rique, dans les vapeurs d'une rizière qui offraient la plus grande analogie avec celles qu'il avait obtenues, par conden-sation, dans la salle du grand Hôtel-Dieu de Milan. Rapprochée de faits semblables qui abondent aujourd'hui, cette observation capitale reprend toute sa valeur en présence de la mémorable discussion agitée récemment par l'Académie Impériale de Médecine de Paris, au sujet de l'air vicié des hôpitaux où existe de l'encombrement et une ventilation insuffisante.

Les produits gazeux qui se dégagent de la vase et qui, sous forme de bulles, viennent souvent éclater à la surface de l'eau, sont constitués par différentes combinaisons de l'hydrogène avec le carbone, le soufre et même le phosphore. La réaction réciproque des sulfates et des matières organiques donne spé-cialement naissance à l'hydrogène sulfuré. Tous ces gaz entrai-nent avec eux de la vapeur d'eau et une matière organique spéciale, extrêmement fermentescible, douée d'une odeur putride, cadavéreuse. Végétale ou animale, cette émanation paraît être le véritable élément de production des fièvres (1).

(1) L'expérimentation a démontré à M. de Gasparin que cette matière, extraite

C'est à l'aide des procédés les plus ingénieux et les plus variés que ces différentes expériences ont été complétées par les recherches des micrographes, auxquels on doit d'étranges constatations. Voici les principaux types des corpuscules provenant des exhalaisons marécageuses recueillies au moyen du lavage de l'air dans l'acide sulfurique : fragments de végétaux (feuilles, fibres, cellules, etc.), grains de pollen, portions d'insectes, infusoires entiers ou par débris (1). Ces résultats singuliers, mais palpables, qui se traduisent à l'œil d'une manière certaine par le grossissement du microscope, viennent

de l'air marécageux et administrée aux moutons, leur communique la *cachexie aqueuse*, ou *pourriture*, que l'on peut guérir par le sulfate de quinine. L'eau de poisson en putrilage, introduite à petite dose dans les veines d'un chien, par Magendie, a promptement déterminé des symptômes de typhus. Hippocrate et une foule d'auteurs ont signalé le danger des eaux marécageuses (non filtrées). En voici de curieux exemples. Trois navires partaient de Bone pour Marseille, en juillet 1834. L'un d'eux, l'*Argo*, eut, sur 120 hommes, 13 décès en route et 4 au lazaret, par suite de fièvres pernicieuses. Il n'y eut pas un seul malade sur les deux autres navires. L'*équipage* de l'*Argo* fut épargné : il avait consommé de l'eau pure, tandis que les 120 passagers militaires de ce bâtiment, qui seuls fournirent les 111 malades, furent alimentés avec de l'eau bourbeuse, d'une saveur et d'une odeur nauséabondes, recueillie à la hâte au moment du départ. — Dans une caserne de Versailles, qui était approvisionnée d'eau par des bassins assez éloignés, on vit se développer tout à coup des entérites et des dysenteries. Une enquête apprit que des pêcheurs avaient remué profondément la vase de ces pièces d'eau. — Un fait analogue est relatif à cette épidémie de fièvre typhoïde survenue dans un régiment de la garnison de Mayence, par suite de la communication d'un puits avec une fosse d'aisances. Des inconvénients si graves, qui se renouvellent fréquemment à notre insu, ne réclament-ils pas impérieusement une réforme générale ? Substituées à l'ancien système, les *fosses mobiles* offrent des avantages immenses pour l'agriculture et l'hygiène.

(1) Le coton-poudre (pyroxyle) a été aussi employé pour tamiser l'air atmosphérique et retenir les corps étrangers qui sont à l'état de suspension dans ce fluide. On doit à M. Smith une méthode simple et facile pour doser les substances organiques ; elle est basée sur la propriété que possèdent ces matières de décolorer le permanganate de soude. La quantité du sel dépensé indique une proportion déterminée de matières organiques.

dissiper tous les doutes et jeter un nouveau jour sur la cause intime des fièvres périodiques. Ils se rattachent, du reste, parfaitement à ceux qui, d'après MM. Pasteur, Hoffmann et Berthelot, ont prouvé récemment que les petits végétaux contenus dans beaucoup de liquides en fermentation, loin d'être, comme on le croyait, les produits de cette opération, en sont les promoteurs les plus énergiques, et cela par leurs sécrétions. N'est-ce pas dans tous ces faits, Messieurs, que se retrouvent, avec une force irrésistible, de nouveaux arguments destinés à combattre l'antique théorie des générations spontanées, qui a tant exercé la sagacité des physiologistes ou des métaphysiciens, et qui, naguère, obtenait les honneurs de l'inscription sur le programme des prix de l'Institut de France? Mais, battue en brèche par le courant de la science contemporaine, cette fameuse doctrine, qui répugnera toujours à la raison, semble victorieusement réfutée par les expériences.

S'il est un point que l'hygiéniste doive bien connaître dans l'histoire des fièvres intermittentes, c'est le mode d'existence des miasmes fébrigènes au sein de l'atmosphère qui leur donne asile. Suivant l'état de repos ou d'agitation qu'elle présente, la masse atmosphérique, qui les a reçus, les maintient sur place aux lieux d'origine, ou les transporte au loin dans les directions que leur impriment les vents. Ces effluves, par les temps de calme, occupent les couches les plus rapprochées de la surface terrestre; aussi a-t-on pu dire qu'ils ont pour domicile ordinaire les parties les plus basses de l'air. Le degré d'altitude exerce une influence marquée sur la présence ou le séjour des miasmes dans les différentes localités situées à des hauteurs inégales. Cela est si vrai, qu'ils envahissent plus facilement les rez-de-chaussée que les étages supérieurs d'une même habitation. Ce fait, qui est vulgairement connu dans les colonies, en Grèce, en Corse, en Afrique, en Italie, n'est pas moins bien apprécié dans une foule d'autres contrées, où il a été mis largement à profit, soit pour les établissements publics destinés à un grand nombre de personnes, soit pour les constructions particulières.

On évalue à trois cents mètres de rayon horizontal et à cinq cents mètres cubes de hauteur la sphère d'activité normale des exhalaisons palustres. La proportion de mortalité par altitude a été indiquée de la manière suivante par M. Bossi, préfet de l'Ain :

Dans les communes de la montagne, un décès annuel sur trente-huit habitants ;

Dans les communes de la plaine cultivée, un décès annuel sur vingt-six habitants ;

Dans les communes d'étangs et de marais, un décès annuel sur vingt habitants.

Les Italiens expriment ainsi les nuances graduelles de la *malaria* pour indiquer le rapport qui existe entre les différentes élévations : *malaria pessima, cattiva, sospetta, sufficiente buona, fina* ou *ottima.*

Si la statique a des lois d'équilibre assez nettement déterminées pour les effluves admis dans l'atmosphère tranquille, ces derniers peuvent se transporter à de grandes distances, lorsque l'air est plus ou moins violemment agité. Ils obéissent alors aux courants variables qui les entraînent ; ils atteignent des hauteurs imprévues, où ils font acte de présence par des effets bien connus, de même qu'ils sont poussés au loin dans toutes les directions, et franchissent quelquefois les mers, comme on l'a observé à Wolwich en 1826, pour des essaims de miasmes chassés de la Hollande sur l'Angleterre, où ils ont exercé les plus funestes ravages. Montfalcon a vu, dans les Indes occidentales, des vaisseaux infectés à 3,000 mètres du foyer producteur.

La manière d'être, le dégagement, la migration et le mode d'activité des effluves peuvent se modifier aussi par la température, l'humidité, les saisons, les heures du jour, l'exposition, les accidents de terrain, les obstacles et d'autres causes encore dont l'influence est bien démontrée ; telles sont les apti-

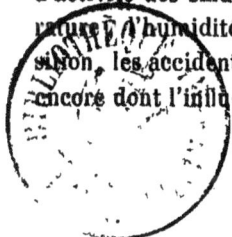

tudes, les âges, l'état de santé, la réplétion ou la vacuité du tube digestif, et certaines conditions particulières de l'organisme qui excitent ou diminuent les facultés d'absorption.

La météorologie nous explique le danger des émanations après le coucher du soleil ; c'est alors que les vapeurs qui ont été raréfiées et dispersées dans les couches supérieures de l'atmosphère par la chaleur du jour, viennent à l'état de condensation se précipiter vers la terre. Les exhalaisons marémateuses accomplissent dans la saison chaude, en été ainsi qu'en automne, leur *maximum* d'évolution qu'elles doivent surtout au desséchement des surfaces marécageuses très-étendues, mais peu profondes ; car les eaux stagnantes peuvent offrir une assez grande sécurité, lorsqu'elles conservent 40 centimètres d'étiage, et particulièrement si elles sont retenues sur des bords verticaux ou peu inclinés. Cette observation a une importance capitale au point de vue des applications pratiques qu'elle rencontre chaque jour.

La salubrité d'un lieu est naturellement influencée par l'exposition qu'il affecte, et on cherche partout à éviter de se tenir sous le vent des effluves. Nous voulons parler ici des courants habituels et prédominants de l'air, en temps de calme. Sans rappeler ici les cas nombreux et si remarquables que l'on a cités pour la Bresse, la Corse, l'Algérie et l'Amérique par exemple, nous dirons d'une manière générale que la poussée des miasmes a lieu principalement du midi au nord, et qu'elle suit le mouvement solaire en commençant par l'est, pour décrire un demi-cercle qui passe par le sud et se termine à l'ouest.

Les tissus, même les plus légers, sont habituellement impénétrables aux émanations ; Malte-Brun a cité un fait de cette nature extrêmement curieux. Les effluves se comportent alors absolument comme les gaz des mines à l'égard de la lampe de Davy, dont la flamme est inaccessible par la présence de la toile métallique. Les tentes qui abritent les camps de nos intrépides armées, sont un rempart suffisant contre les miasmes paludéens. Ils s'arrêtent devant les minces toiles qui souvent, dans les pays chauds, forment l'unique moyen de clôture des fenêtres. Dans bon nombre de circonstances on a remarqué que les bois touffus sont un obstacle infranchissable pour les émanations ; ils peuvent préserver un pays entier, qui au contraire est envahi par elles et décimé, lorsque cés barrières de la nature ont été enlevées. Cassan a vu aux Antilles un fait de ce genre. Lancisi attribue l'insalubrité de Rome à la coupe d'une forêt qui abritait la *ville éternelle* contre les vents infects des marais Pontins.

Les fièvres paludéennes, qui ont généralement des types variables avec les degrés de température et de latitude, présentent la forme essentiellement intermittente, c'est-à-dire composée d'accès à longs intervalles, dans les pays septentrionaux. A mesure que l'on avance vers le sud, les accès se rapprochent et deviennent tierces, jusqu'à ce que la forme rémittente paraisse avec plus ou moins d'intensité. Le caractère pernicieux est principalement déterminé aussi par une chaleur élevée qui active les foyers de production. Quelques auteurs ont fait remarquer, avec raison, que, pour un même pays appartenant à notre zone tempérée, les différentes saisons représentent assez fidèlement la série successive des climats. Mais nous laisserons de côté une foule d'autres détails pour reproduire et confirmer ce grand axiome de pathogénie des fièvres masmiatiques : plus violentes et plus graves dans les pays du Midi que dans ceux du Nord, elles suivent régulièrement la progression des températures, de matière à trouver une limite climatérique dans les zones polaires comme dans les hautes régions atmosphériques. S'élever dans l'espace ou marcher vers le pôle, c'est traverser successivement des régions de plus en plus glaciales. Ainsi peuvent se justifier sous tous les rapports ces climats d'altitude, reconnus et admis comme ceux qui existent, par lignes isothermes, de l'équateur au pôle, et qui, par degrés de latitude, comptent des productions zoologiques

ou botaniques et des espèces morbides en rapport avec chacun
d'eux.

N'est-on pas fondé à prétendre que l'étude des miasmes joue
un rôle immense en pathologie, quand on sait qu'ils déterminent, par intoxication, des maladies spéciales, de même
nature, mais de formes variées, comme les émanations et les
climats qui les produisent? En effet, les plus redoutables de
ces nombreuses pyrexies, qui toutes, sont de véritables
empoisonnements miasmatiques, peuvent revêtir des symptômes
assez différentiels pour emprunter les noms de *fièvre intermittente pernicieuse, fièvre rémittente grave, fièvre typhoïde,
typhus, dysenterie épidémique, peste, fièvre jaune, choléra.*
Il n'est pas inutile de le faire remarquer, les plus vastes et
les plus difficiles problèmes que puisse jamais résoudre l'hygiène
publique se rattachent intimement à l'histoire des miasmes,
qui ne sont autre chose que des ferments. Dire que la con-
naissance approfondie de ces effluves, de ces principes *zymo-
tiques*, domine tout l'édifice nosologique, c'est déclarer
l'importance des théories et des applications délicates que
renferment ces grandes questions : *Epidémies, endémies, consti-
tutions médicales, infection, contagion.* Ces dernières paroles,
qui retentissent aujourd'hui près de la tombe encore entr'ou-
verte d'un illustre défunt, viennent rappeler ici le nom de
Bretonneau. Les princes de la science, nos maîtres, vous ont
dit sa vie et ses travaux; les plus éclatants hommages lui ont
été rendus. Proclamons donc aujourd'hui sa gloire, qui sera
perpétuée parmi nous, et qui plane si haut sur l'Ecole de
Tours.

L'œuvre que je confie à vos appréciations bienveillantes
resterait fort inachevée, Messieurs, si je passais complètement
sous silence les moyens conseillés par l'hygiène, soit pour
détruire les miasmes fébripares ou en neutraliser les effets, soit
pour en diminuer l'action ou en prévenir le danger. Toutefois,
ce serait m'exposer bénévolement à combler la mesure de votre

patience, et fatiguer trop longtemps votre attention, que de ne pas terminer très-sommairement cette dernière partie de ma tâche. Contraint par l'espace et le temps, je me bornerai donc à un résumé succinct, pour formuler en quelque sorte les indications de la prophylaxie, qui est le véritable but de l'hygiène, si bien définie par ces mots, *science de la santé.*

Quelles sont donc les mesures à employer pour combattre les émanations qui accompagnent presque toujours les grands mouvements de terrain, les travaux de tranchée des villes assiégées, les terrassements exécutés sur une échelle étendue, pour le percement des canaux, pour la construction des voies ferrées, ces larges et nouvelles artères de la vie sociale? Certaines précautions qui ont une influence extrême sur l'action et la quantité des effluves telluriens, concernent les saisons, l'étendue de surface et (1) la nature des terrains fournis par l'écorce du globe, enfin le choix des ouvriers, quant à l'état de santé, à la constitution et au régime considéré sous tous les rapports: habitation, vêtements, heures et durée du travail, nourriture. Ici, comme dans les autres classes ouvrières, les excès peuvent être fort préjudiciables et faciliter le développement d'épidémies, qui autrement ne seraient pas survenues. L'hygiène peut ainsi contribuer puissamment au succès des travaux publics les plus considérables. Il était réservé à la France de témoigner hautement de ce fait dans l'exécution d'un

(1) Notons en passant que les *tourbières* produisent une masse d'effluves très-dangereux, et qu'elles doivent être évitées avec grand soin. Celle de la Membrolle, dans la vallée de la Choisille, sur la ligne du Mans, a été des plus désastreuses, en fournissant une proportion élevée de maladies graves. Elle a englouti en pure perte quatre-vingt mille mètres cubes de terres, qui ont pris la place des déjections noires et fétides chassées du fond de ce gouffre ; de telle sorte que le chiffre du terrassement normal a été doublé. Toutes ces émanations pestilentielles ont même réagi d'une manière fâcheuse sur l'état sanitaire de la Colonie agricole de Mettray, qui, à cette époque, a été successivement éprouvée par la fièvre typhoïde (année 1856), et par la dysenterie (été de 1857).

vaste projet, dans le percement de l'isthme de Suez, cette
œuvre, a dit un habile écrivain, la plus gigantesque et la plus
utile des temps modernes, cette voie de communication qui
doit abréger de trois mille lieues la distance de nos ports de
la Méditerranée à l'Inde et à la Chine, et réunir deux mers,
deux mondes et trois ou quatre civilisations différentes,
appelées peut-être quelque jour à se confondre en une seule.

Les inondations transforment accidentellement en marécages
les pays qu'elles submergent (1). Ces temps de calamités
publiques, qui font éclater des actes de courage et de dévoue-
ment dans tous les rangs de la société, imposent de grands
devoirs aux hygiénistes et aux administrateurs, que rapprochent incessamment des liens resserrés chaque jour par de
nouveaux motifs d'intérêt général. La prompte exécution des
règles de police urbaine et rurale doit intervenir activement
pour faire disparaître les nombreuses traces d'insalubrité qui
encombrent les habitations et la surface du sol des vallées
momentanément englouties. L'assainissement prescrit d'urgence :
enlèvement des immondices, écoulement des eaux, enfouisse-
ment des détritus organiques, ventilation, désinfection aussi
rapide et complète que possible, remblais des excavations,
culture nouvelle des terres, établissement de rigoles et de fossés.
Dans le but de combattre ou détruire le fléau des inondations,
d'en arrêter la violence ou en détourner les coups pour en
amoindrir les effets délétères, l'hygiène publique, on le sait,
conseille l'aménagement des eaux, la construction des bar-

(1) A La Chapelle-sur-Loire, l'inondation de 1856 a été des plus affreuses.
La levée a cédé à l'impétuosité du torrent qui, en ouvrant une large brèche,
s'est fait un passage au milieu du bourg et a creusé pour le fleuve un nouveau
lit à la place des maisons et du *cimetière*. Des excavations marécageuses ont
été la conséquence inévitable de ces tristes désastres, et depuis lors cette
pauvre commune a vu successivement éclater des épidémies, graves ou même
pernicieuses, de rougeole, scarlatine, suette miliaire, croup, dysenterie,
fièvres typhoïdes et fièvres intermittentes. De grands travaux de canalisation
vont enfin mettre un terme à ce déplorable état de choses.

rages, écluses, déversoirs, canaux, bassins de dérivation à l'instar du lac Mœris, enfin le reboisement des collines et des montagnes qui alimentent les sources, les affluents des rivières et des fleuves (1).

Le rouissage du chanvre est dangereux lorsqu'il a pour siége les mares, les fosses ou les eaux dormantes séparées des rivières à la fin de l'été. Dans ces réservoirs, qui peuvent être un moyen de repeupler les grands cours d'eau, le rouissage est mortel pour le poisson. Il faudrait généralement affecter cette opération à des routoirs publics attenant aux eaux courantes, et ne la permettre qu'à des ouvriers bien portants, qui, astreints à toutes les précautions, ne commenceraient leur travail qu'après le lever du soleil. Ne doit-on pas espérer de notables améliorations des expériences tentées récemment par la vapeur ? Ce puissant moyen d'action, qui envahit toutes les branches de l'industrie, peut rendre en effet les plus utiles services à la classe ouvrière, qu'il remplace heureusement dans les travaux insalubres. A cet égard, le présent répond de l'avenir.

Les défrichements, qui sont une nécessité de notre époque et une condition d'existence pour les populations en voie d'accroissement, réclament des mesures hygiéniques particulières. Puisque l'assainissement des terrains défrichés consiste à ouvrir des tranchées plus ou moins profondes, à creuser des fossés, à établir des tuyaux de drainage sur des inclinaisons calculées, on doit admettre ici les prescriptions déjà indiquées pour les terrassements. Deux méthodes de combustion : l'*écobuage*, ainsi que le *brûlis* mentionné aux Géor-

(1) Les inondations de 1856 ont démontré encore une fois, pour certaines villes populeuses, la nécessité des moyens de défense permanents, tels que chaussées, murs, fortifications, ouvrages en terre ou en maçonnerie, etc. En protégeant sûrement la ville de Tours au nord, les nouveaux quais constituent en même temps des travaux d'embellissement et de salubrité. Ils offrent aux habitants des promenades spacieuses, ornées de plantations qui sont indispensables pour le renouvellement de l'air dans les grandes cités.

giques de Virgile, présentent, dans l'hygiène du défrichement, des avantages qui leur sont communs avec de nombreuses circonstances, où l'intervention du feu joue un rôle important pour assainir une localité infectée. Les grands feux étaient souvent mis en usage par les anciens pour détruire les épidémies et purifier l'air. Les foyers d'appel et de dessèchement, établis dans les fossés de ceinture des camps et entretenus avec des bois résineux, sont d'une efficacité notoire. Les savantes explications de M. Dumas ont pleinement sanctionné l'expérience des siècles : Le feu brûle les miasmes. N'est-ce pas là encore un des principes en vertu desquels l'administration autorise aujourd'hui les établissements industriels qui ont l'inconvénient de produire des gaz délétères ?

On peut mettre à contribution un grand nombre de moyens pour l'assainissement des pays où existent des étangs (1), des marécages, des marais d'une étendue plus ou moins considérable. Si, comme nous le dirons plus loin, les reboisements ont été conseillés avec raison d'une manière générale , n'oublions pas de noter que , dans plusieurs circonstances exceptionnelles, on a dû recourir au déboisement, lorsqu'il s'agissait d'eaux malsaines qui avaient leurs sources entretenues par des forêts plus ou moins étendues et rapprochées. On sait que les flaques

(1) Les routes agricoles décrétées le 29 février 1860 , pour la Brenne (225 kilomètres) , vont compléter le réseau des voies ordinaires de communication destinées à répandre la vie et le mouvement , à favoriser l'agriculture, l'industrie et le commerce d'échanges , d'exportation ou d'importation dans cette partie du Berry. Bordées de fossés dont l'ensemble se relie aux projets de canalisation étudiés par MM. les Ingénieurs du service hydraulique, différentes routes , exécutées depuis assez longtemps ,‑ont été déjà un puissant auxiliaire pour la salubrité de ce pays qui est entré activement dans l'ère du progrès. Je regrette de ne pouvoir dire ici toutes les réformes , tous les travaux exécutés par M. Crombez dans les dépendances du château de Lancosme qui n'a pas moins de 5,750 hectares de superficie. Les étangs , qui représentent une contenance totale de 600 hectares dans cette propriété , doivent être complètement livrés à l'agriculture qui, aujourd'hui , en exploite déjà les deux tiers.

d'eau et les mares peu profondes ont le fâcheux pouvoir de dégager beaucoup de miasmes : elles seront comblées à peu de frais. Les chambres d'emprunt d'où sont extraites les chaussées de chemins de fer laissent fréquemment des excavations remplies d'eaux fétides. Je signalerai, avec l'honorable docteur Gallard, médecin distingué des hôpitaux de Paris, les améliorations déjà obtenues et poursuivies encore par la Compagnie d'Orléans dans la vallée de la Loire, et qui consistent en viviers, oseraies et plantations diverses. Tous ces travaux, qui peuvent être cités comme des types d'exécution, réalisent à la fois pour l'hygiène et l'agriculture des bénéfices très-appréciables. Mais n'avons-nous pas sous les yeux, à la porte, dans l'enceinte même de l'hospice général, un rare exemple de ce genre. L'ancien canal de communication entre le Cher et la Loire, le ruau de Sainte-Anne, était une mare des plus malsaines. Là, on a vu disparaître les fièvres de mauvais caractère depuis que des terrassements importants ont permis de créer, à la place de ce cloaque, un remarquable Jardin botanique, qui est dû à la persévérante initiative d'un généreux administrateur de l'hôpital, M. Margueron, ancien pharmacien.

La mise en valeur des terrains marécageux desséchés réclame en particulier l'épuisement des eaux par les moyens notés précédemment (1). Il faudra étudier avec soin les pentes, la direction des courants du sous-sol et de la surface du sol, afin d'atteindre complètement le but. A l'aide du colmatage, on peut facilement exhausser les terrains et transformer les marécages en terres fertiles. Ce procédé, très-simple, consiste à faire arriver de l'eau fortement chargée de terre, dans certains espaces

(1) En Sologne, le chef de l'Etat, l'Empereur Napoléon III, s'est fait agriculteur, et a donné la plus haute impulsion à des travaux d'assainissement qui transforment et régénèrent cette malheureuse contrée. Partout le gouvernement, les comices, les Sociétés d'agriculture et les riches agronomes rivalisent de zèle et de sacrifices pour améliorer le sol et conséquemment la valeur de toutes les productions, dont l'abondance et les qualités supérieures touchent de si près au bien-être et à la prospérité des nations civilisées.

d'où elle s'écoule après avoir laissé une couche de dépôt, ou d'alluvion artificielle, qui est renouvelée successivement. Des sommes immenses, dépassant douze millions de francs, ont été consacrées au colmatage exécuté en Toscane, sur une grande échelle, d'après le système proposé par Lacuée à l'Empereur Napoléon Ier, et consistant à détourner le cours de l'Ombrone et de plusieurs torrents. Dans la Hollande, où l'homme et l'eau se disputent le sol, on emploie de puissantes machines élévatrices pour opérer les dessèchements. C'est ce que l'on pratique à très-gros frais pour le vaste lac appelé mer de Harlem, dont le gouvernement vend le fonds pour s'indemniser d'une dépense totale de vingt-et-un millions.

L'hygiène publique, on le voit, est en large communauté d'idées avec l'agriculture, et a contracté avec elle un intime traité d'alliance pour le progrès, en inscrivant parmi les devises de sa bannière : *Cultiver, c'est assainir.*

En Italie, en France et ailleurs, on a coupé court à la permanence des épidémies dues au contact des eaux douces avec les eaux salées, en construisant des écluses combinées de manière à empêcher habituellement le mélange. Toutefois, lorsqu'il avait lieu de nouveau, comme on l'a vu dans plusieurs circonstances, on observait le retour inévitable des fièvres.

Si la pratique de l'hygiène a une grande importance dans les contrées marécageuses, elle doit être invoquée surtout pour le régime et les habitations (1). N'est-ce pas l'occasion d'exprimer des vœux pour que les notions hygiéniques pénètrent jusque dans l'enseignement primaire. A considérer l'incurie qui préside à la disposition, à la tenue et à l'ensemble d'une foule

(1) L'organisation intelligente du service de la médecine gratuite peut aujourd'hui réaliser partout de grands bienfaits ; ne faut-il pas la préconiser particulièrement dans les contrées pauvres ? On ne saurait trop recommander le système si heureusement conçu par M. Podevin, préfet d'Indre-et-Loire. Les succès déjà obtenus font un éloge complet des sages dispositions de cette institution qui a reçu les approbations réitérées du Conseil général et de l'Association des médecins de notre département.